BEI GRIN MACHT SICH IHR WISSEN BEZAHLT

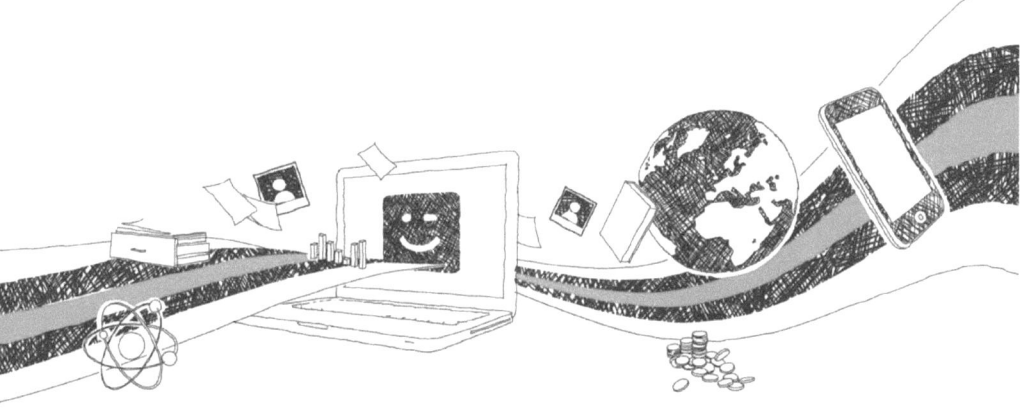

- Wir veröffentlichen Ihre Hausarbeit,
  Bachelor- und Masterarbeit

- Ihr eigenes eBook und Buch -
  weltweit in allen wichtigen Shops

- Verdienen Sie an jedem Verkauf

Jetzt bei www.GRIN.com hochladen
und kostenlos publizieren

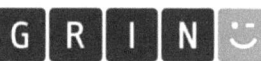

Bibliografische Information der Deutschen Nationalbibliothek:

Die Deutsche Bibliothek verzeichnet diese Publikation in der Deutschen National-
bibliografie; detaillierte bibliografische Daten sind im Internet über http://dnb.d-
nb.de/ abrufbar.

Impressum:

Copyright © 2013 GRIN Verlag, Open Publishing GmbH
Druck und Bindung: Books on Demand GmbH, Norderstedt Germany
ISBN: 9783668515413

Dieses Buch bei GRIN:

http://www.grin.com/de/e-book/374270/der-selbstbestimmte-patient-mit-seinen-
postoperativen-schmerzen

Sarah Sander

Der selbstbestimmte Patient mit seinen postoperativen Schmerzen

GRIN Verlag

GRIN - Your knowledge has value

Der GRIN Verlag publiziert seit 1998 wissenschaftliche Arbeiten von Studenten, Hochschullehrern und anderen Akademikern als eBook und gedrucktes Buch. Die Verlagswebsite www.grin.com ist die ideale Plattform zur Veröffentlichung von Hausarbeiten, Abschlussarbeiten, wissenschaftlichen Aufsätzen, Dissertationen und Fachbüchern.

Die/der selbstbestimmte PatientIn im Umgang mit ihren/ seinen postoperativen Schmerzen

Verfasserin: Sarah Sander

2013

Inhaltsverzeichnis

„Der Schmerz herrscht über die Menschen schrecklicher als selbst der Tod"

Albert Schweitzer[1]

1. Einleitung

53 Prozent der Menschen in Deutschland äußern bei dem Gedanken an einen Krankenhausaufenthalt Angst vor Schmerzen zu haben (Forsa 2009, 5). Anscheinend ist diese Angst begründet, da 55 Prozent der PatientInnen postoperativ nicht-akzeptable Schmerzen angeben (Maier et al. 2010, 610). Die Ursachen für diesen Zustand beruhen häufig auf einer Fehleinschätzung der Schmerzen durch Pflege- und Ärztepersonal oder auf Wissensdefiziten im Bereich der Analgetika mit deren Wirkungsweisen und Nebenwirkungen (Lehmann 1994, 317). Die heutigen Bedingungen in Krankenhäusern erschweren noch zusätzlich eine optimale Versorgung von PatientInnen. Durch ein erhöhtes Aufkommen von Pflegebedarf, bei gleichzeitiger Rationalisierung der Pflegekräfte, kann es in allen Bereichen der Pflege zu Versorgungsdefiziten kommen (Deutscher Berufsverband für Pflegeberufe 2009, 34-37). Die postoperative Schmerzbetreuung ist davon nicht unberührt. Aus der unzureichenden Schmerztherapie können sich Hoffnungslosigkeit, Verzweiflung und Ohnmacht für die betroffene Person ergeben (DGSS 2007, 2), genauso aber auch eine Schmerzchronifizierung drohen (DIMDI 2013, 1). Schmerzen können den gesamten Organismus beeinträchtigen, für Organschäden verantwortlich sein und die Wundheilung behindern. Die/der Betroffene leidet unter Stress und Schlaflosigkeit, wenn der Schmerz nicht adäquat behandelt wird. Letztendlich kann er sogar zur Mortalität beitragen (Brune et al. 2001, 3f.). Diese Fakten machen die Notwendigkeit einer geeigneten Schmerztherapie deutlich. Um die Aufmerksamkeit dahingehend zu fördern, wurde das Jahr 2011 von der Internationalen Gesellschaft zum Studium des Schmerzes (IASP) zum Globalen Jahr gegen den Akutschmerz erklärt (DIMDI 2013, 5).

---

[1] Zitatquelle: Grünenthal Pharma AG (2007)

1

Die Internationale Gesellschaft zum Studium des Schmerzes definiert Schmerz als „ein unangenehmes Sinnes- und Gefühlserlebnis, das mit aktueller oder potentieller Gewebeschädigung verknüpft ist oder mit einer solchen Schädigung beschrieben wird" (IASP 2012). Es wird zwischen zwei verschieden Arten von Schmerzen unterschieden: dem akuten und dem chronischen Schmerz (DIVS 2011, 7). Der akute Schmerz zeichnet sich dadurch aus, dass er in der Regel von kurzer Dauer ist und wieder abklingt, sobald die Ursache behoben ist (ebd.). Operationen können akute Schmerzen verursachen (ebd.). „Von chronischen Schmerzen spricht man, wenn über einen Zeitraum von mehr als sechs Monaten entweder anhaltende bzw. immer wiederkehrende oder gar sich ständig steigernde Schmerzen bestehen" (DIVS 2011, 7). Die Schmerzstärke in Folge einer Operation richtet sich je nach Art und Lokalisation des Eingriffs. Geringe bis mittelstarke Schmerzen entstehen meistens bei oberflächlichen Operationen, die keine tiefen Schnitte verursachen. Eingriffe im Bereich der Bauchorgane, des Brustkorbes oder an Gelenken können häufig starke Schmerzen hervorrufen (Deutsches Ärzteblatt 2005). Eine behandelnde Person kann immer nur vermuten, wie stark der Schmerz ist, wohingegen die/der PatientIn weiß, wie sich dieser anfühlt (DIMDI 2013, 6). So betont Gottschalk (2011): „Nicht der Schmerz an sich, sondern das Schmerzerleben des Patienten ist messbar" (597). Zur Behandlung von Schmerzen hat die Weltgesundheitsorganisation (WHO) seit 1986 ein Stufenschema entwickelt. Dieses gliedert sich in drei Ebenen (siehe Abb. 1):

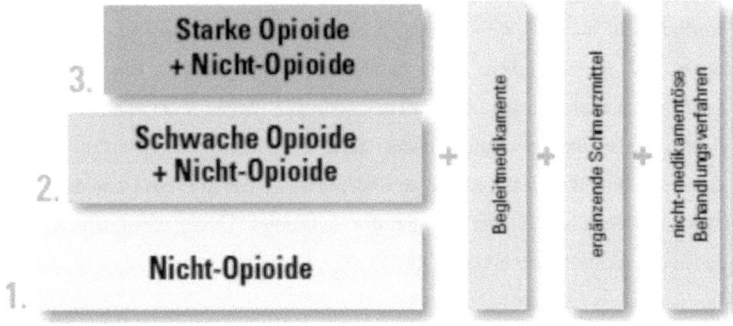

Abbildung 1: WHO Stufenschema der Schmerztherapie (DIVS 2011, 23).

Die Nicht-Opioide finden Anwendung bei leichten Schmerzen. Die schwachen Opioide sollten in Kombination mit den Nicht-Opioiden bei mittelstarken Schmerzen und die starken Opioide mit den Nicht-Opioiden bei starken Schmerzen verabreicht werden (DIMDI 2013, 9). Zusätzlich wird empfohlen, Begleitmedikamente, ergänzende Schmerzmittel und nicht-medikamentöse Behandlungsverfahren zu nutzen (DIVS 2011, 23).

Diese Basisanalgesie stellt eine gute Grundlage dar, ist aber bei stärkeren Schmerzen nicht ausreichend. „ Hier stellt ein Verfahren der speziellen Analgesie, wie die PCA, eine Notwendigkeit dar, da dieses Verfahren wesentlich wirksamer ist" (Deutsches Ärzteblatt 2005, 48).

In der folgenden Arbeit wird aufgezeigt, welchen Einfluss eine intravenöse patientenkontrollierte Schmerztherapie (patient-controlled analgesia bzw. PCA) auf die Schmerzintensität und die Zufriedenheit der/des PatientIn hat. Dabei werden Möglichkeiten der Schmerzerfassung aufgezeigt, die patientenkontrollierte Schmerztherapie und der Akutschmerzdienst im Krankenhaus vorgestellt, wobei hier der Fokus auf die Rolle der Pflege gelegt wird. Hierzu werden verschiedene Studien herangezogen, welche die „on demand Therapie"[2] durch Pflegepersonal und ÄrztInnen mit der patientenkontrollierten Therapie verglichen haben. Außerdem werden einige nichtmedikamentöse Verfahren der Schmerzlinderung, als weitere Möglichkeit der selbstgesteuerten Analgesie, erläutert. Es wird im Folgenden Bezug auf akute Schmerzen genommen, da diese zu den postoperativen Schmerzen gezählt werden (DIMDI 2013, 6). Auf die Behandlung chronischer Schmerzen wird nicht speziell eingegangen.

---

[2] engl. = die Forderung an jemanden

2. Ausgewählte Methoden der Schmerzmessung

Schmerzen sind subjektive Empfindungen (Zenz/ Jurna 1993, 35). Das bedeutet, dass jeder Mensch einen unterschiedlichen Bedarf an Schmerzmitteln hat. Eine einheitliche und standardisierte Dosierung ist demnach nicht möglich. Um eine wirksame Analgesie gewährleisten zu können, ist vorerst die realistische Einschätzung der Schmerzen notwendig (DIVS 2007, 22). Dies wird anhand von verschiedenen Assessment-Instrumenten ermöglicht. Zu Beginn werden drei Skalen vorgestellt, die von der Deutschen Interdisziplinären Vereinigung für Schmerztherapie in der S3-Leitlinie empfohlen werden. Die Beschreibung der Schmerzen durch die/den PatientIn setzt Kommunikationsfähigkeit voraus. Ist diese nicht gegeben, wie beispielsweise bei kognitiv eingeschränkten Personen oder Kindern, sind andere Einschätzungsverfahren notwendig (DIVS 2007, 25), auf die folgend noch eingegangen wird. „Anhand von Schmerzskalen kann die Stärke der Schmerzen in Ruhe und bei Belastung ermittelt werden" (DIMDI 2013,7). Eine Variante ist die Visuelle Analogskala (VAS). Dieser „Schmerzschieber" bietet die Möglichkeit, auf einer 10 cm langen Linie mit den Endpunkten „keine Schmerzen" links und „stärkste Schmerzen" rechts, die eigenen Schmerzen eizuordnen und anzugeben (ebd.). Die S3-Leitlinie bemängelt allerdings eine hohe Fehlerrate bei älteren Menschen und die Anwendung bei visuell und motorisch eingeschränkten Personen (DIVS 2007, 26). Die Verbale Ratingskala (VRS) ermöglicht eine Einstufung auf einer Linie mit den Angaben: keine - leichte – mäßige – starke - sehr starke und stärkste vorstellbare Schmerzen (DIMDI 2013,7). Die Vorteile dieser Skala sind die geringe Fehlerquote und die hohe Akzeptanz seitens der PatientInnen. Nachteilig ist, dass geringe Veränderungen der Schmerzintensität nicht erfasst werden können (DIVS 2007, 26). Das geeignetste Instrument ist die Numerische Analogskala (NRS) (siehe Abb. 2). „Sie zeichnet sich durch eine geringe Fehlerquote, hohe Akzeptanz, einfache Handhabung und hohe Sensitivität aus" (ebd.). Hier wird auf einer Skala von 0 (= keine Schmerzen) bis 10 (=stärkste vorstellbare Schmerzen) angegeben, bei welchem Wert sich die/der Betroffene momentan befindet. Ab einem Wert von über 3 (DIMDI 2013, 7), beziehungsweise bei der Wunschäußerung nach einem Schmerzmittel (DIVS 2007, 28), besteht Behandlungsbedarf.

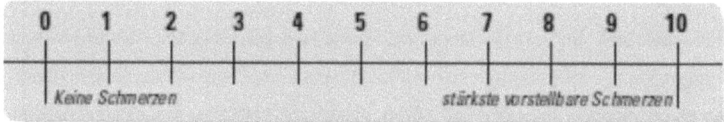

Abbildung 2: Numerische Rating-Skala (NRS) (DIVS 2011, 10).

Um die Skalen anwenden zu können, müssen die PatientInnen eine Anleitung seitens des ärztlichen oder pflegerischen Personals erhalten. Eine gültige Einschätzung erfordert außerdem die Frage nach dem Ruhe- und dem Belastungsschmerz und setzt voraus, dass mindestens alle acht Stunden mit der gleichen Skala der Schmerz gemessen wird (DIVS 2007, 28). Eine besonders qualitative Betreuung der PatientInnnen kann durch einen Akutschmerzdienst mit speziell ausgebildeten ÄrztInnen und PflegerInnen gewährleistet werden, da der Fokus der Therapie auf den Schmerzen liegt. Dies trägt dazu bei, dass die Wirksamkeit der Behandlung erhöht wird und Komplikationen eher vermieden werden (DIMDI 2013, 59). Die Schmerzeinstufung bei Kindern kann anhand von Gesichter-Ratingskalen (GRS) mit fünf bis sieben Gesichtern, die verschiedenen Schmerzstärken anzeigen, vorgenommen werden (DIMDI 2013, 7). Auch können die Eltern für eine Einschätzung zur Hilfe geholt werden (DIVS 2007, 31). Grundlegend ist ebenso die Beobachtung des Gesichtsausdrucks, der Beinbewegung, der Schreie und Schmerzäußerungen, der Pulsfrequenz, des Blutdrucks, der Atemfrequenz und der Muskelanspannung (DIMDI 2013, 7). Bei kognitiv eingeschränkten PatientInnen haben sich Beobachtungsskalen bewährt, die darauf zielen Mimik, Körpersprache und Schmerzäußerungen wahrzunehmen (DIVS 2007, 33). Falls Skalen angewendet werden können, sollte dies geschehen, denn „die subjektive Selbsteinschätzung [hat] Vorrang gegenüber einer Fremdeinschätzung" (DIVS 2007, 32, Einschub durch Verfasserin).

3. Die intravenöse patientenkontrollierte Schmerztherapie

Da jeder Mensch selbst am besten einschätzen kann, wie stark seine Schmerzen sind, stellt sich die Frage, wer für die Menge und den Zeitpunkt der Gabe eines Analgetikums verantwortlich sein sollte. Die patientenkontrollierte Schmerztherapie bietet der/dem PatientIn die Möglichkeit, sich selbst zu jedem gewünschten Zeitpunkt ein Schmerzmittel über eine Pumpe zu verabreichen und liefert somit ein hohes Maß an Selbstbestimmung (Carr/ Mann, 2002, 94f.). Im Jahr 1970 wurde erstmals eine Pumpe entwickelt, die mit einer Sperrzeit (lock-out-time) zwischen zwei Schmerzmittelanforderungen gearbeitet hat. Sechs Jahre später konnte die erste PCA-Pumpe auf dem Markt erworben werden (Kahl 2011, 9). Heutzutage wird in 75 Prozent der Kliniken in Deutschland eine solche Therapie angeboten (ebd., 7). Die Pumpe wird postoperativ über einen Schlauch mit einer Venenverweilkanüle an der/dem PatientIn verbunden. In der Pumpe befindet sich das Schmerzmittel, welches über Knopfdruck der/des PatientIn in einer vorprogrammierten Menge (Bolus) verabreicht wird. Die Mengen der einzelnen Dosen sind begrenzt, so dass eine Überdosierung vermieden wird. Das Medikament wird direkt in die Blutlaufbahn injiziert und hat so den Vorteil der schnellen Wirksamkeit inne (DIMDI 2013, 11). Zusätzliche Sicherheit bieten eine Sperrzeit von fünf bis zehn Minuten (Carr 2002, 95) und eine Vier-Stunden-Maximaldosis, die von den ÄrztInnen über das Display angepasst und eingespeichert werden (Lehmann 1994, 320). Die für diese Therapie eingesetzten Medikamente sind Opiate, wie zum Beispiel Morphium und Fentanyl (ebd., 324). Diese starken Schmerzmittel sind besonders wirksam und fallen aufgrund ihrer möglichen Nebenwirkungen unter die Betäubungsmittelverschreibungsverordnung (Zenz/Jurna 1993, 137f.). Die betroffenen PatientInnen können im hohen Maß von dieser selbstgesteuerten Therapie profitierten. Lehmann (1994) beschreibt die Patientenakzeptanz als ausgezeichnet und kann anhand eigens durchgeführter Studien belegen, dass 76 Prozent der PatientInnen die patientenkontrollierte Therapie einer vom Krankenhauspersonal gesteuerten Therapie vorziehen (328). Das Verfahren hat unter anderem den Vorteil, dass ein Schmerzmittel direkt und ohne Wartezeit für die/den PatientIn zur Verfügung steht (siehe Abb. 3).

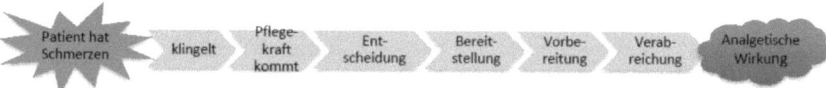

des Analgetikums

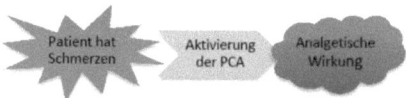

Abbildung 3: Verringerung der Prozessschritte bis zur Analgesie durch PCA. Vergleich konventioneller Analgesie (oben) gegenüber der PCA (unten) (Kahl 2011, 8).

Die Menge an Schmerzmitteln kann nach dem persönlichen Bedarf gesteuert werden, wodurch Nebenwirkungen und eine Unterdosierung vermieden werden können. Zudem hat die/der Betroffene die Möglichkeit, sich vor Beginn einer zu Schmerzen führenden Aktivität, wie der Mobilisation, einen Bolus zu verabreichen, ohne jemanden darum bitten und warten zu müssen (Carr/Mann 2002, 95). WissenschaftlerInnen der Cochrane Collaboration haben im Jahr 2012 55 Studien mit insgesamt 3861 PatientInnen untersucht, die eine patientenkontrollierte Schmerztherapie mit einer Therapie auf Abruf des Pflegepersonals, miteinander verglichen haben. Die Ergebnisse zeigen, dass die Personen mit selbstgesteuerter Therapie weniger Schmerzen hatten (Hudcova et al. 2012, 6) und 84 Prozent zufrieden mit der PCA-Therapie waren (ebd., 7). Im Vergleich dazu äußerten lediglich 65 Prozent der PatientInnen Zufriedenheit mit der personalgesteuerten Therapie (ebd.). Die PatientInnen, die ihre Medikation eigenhändig steuerten, hatten einen höheren Schmerzmittelverbrauch als die Anderen. Nebenwirkungen traten in beiden Gruppen gleich häufig auf (ebd., 2). Ein Juckreiz kam bei den PumpenbenutzterInnen allerdings mit 26 Prozent, im Vergleich zu den Fremdgesteuerten mit 18 Prozent, häufiger vor (ebd., 8). Die Wirksamkeit der PCA-Therapie wird auch in einer Studie nach Kainzwaldner (2012) deutlich, in der 88 Prozent (von 169 Personen) der PumpennutzerInnen nach einer Operation Zufriedenheit angeben (41).

Eine patientenkontrollierte Therapie birgt allerdings nicht nur Vorteile, sondern aufgrund der Nebenwirkungen der Opiate auch einige Nachteile. Es können im Rahmen einer Opioidtherapie Übelkeit und Erbrechen, Störungen der Blasen- und Darmentleerung oder Juckreiz auftreten. Oftmals ist allerdings unklar, ob die Symptome operationsverschuldet oder eher auf die postoperativen Medikamenteneinnahmen zurückzuführen sind. Um Nebenwirkungen vorzubeugen, werden vor, während und nach einer Operation Medikamente appliziert, die diese Erscheinungen abschwächen oder verhindern (DIMDI 2013, 10). Ein weiterer Nachteil der Therapie kann sich aus den kleinen vorgegebenen Bolusgrößen ergeben (Lehmann 1994, 328). Wenn die Pumpe nach einem schmerzhaften Eingriff angeschlossen wird und die/der PatientIn sich per Knopfdruck die ersten Boli verabreicht, kann sich aufgrund der geringen Dosierung und der Sperrzeit noch keine Schmerzlinderung einstellen. Hier ist eine intravenöse Aufsättigungsdosis (loading dose) sinnvoll (ebd.). Lehmann (1994) konstatiert: „Bei Patienten, die bei Verwendung dieser Technik fast schmerzfrei mit der eigentlichen PCA beginnen, dient die Selbstapplikation nunmehr nur noch der Aufrechterhaltung (und nicht mehr zur initialen Einstellung) der Analgesie, was die Erfolgsquoten und Akzeptanz deutlich verbessert" (331). Hier wird deutlich, dass ein PCA-System allein nicht ausreicht, um eine Schmerzlinderung zu gewährleisten.

Um eine gelungene Therapie sicherstellen zu können, wird die Aufklärung und Einweisung der/des PatientIn in das Gerät und seine Handhabung vorausgesetzt. Dies kann durch das ärztliche, als auch pflegerische Personal erfolgen (Lehmann 1994, 336). Sinnvoll ist hier der effiziente und sichere Einsatz eines Akutschmerzdienstes, der PatientInnen mit Schmerzen in Krankenhäusern betreut (ebd., 684).

4. Der Akutschmerzdienst im Krankenhaus

Im Jahr 1985 sind in Amerika und Deutschland erstmals spezialisierte Akut-schmerzdienste eigeführt worden (DIMDI 2013, 5). Heutzutage ist dieser Dienst mit 36,1 Prozent in den deutschen Kliniken vertreten, wobei Krankenhäuser mit über 1000 Betten sogar auf 63 Prozent kommen (Stamer et al. 2002, 248). Die Deutsche Interdisziplinäre Vereinigung für Schmerztherapie empfiehlt in ihrer S3-Leitlinie die Implementierung von Akutschmerzdiensten, da diese „zu einer ver-besserten postoperativen Schmerzreduktion führen und das Auftreten uner-wünschter Nebenwirkungen verringern" (DIVS 2007, 92).

Ein solcher Dienst besteht aus einem Team von AnästhesistInnen, Pflegespezialis-tInnen und eventuell einer/m PharmazeutIn (Carr/Mann 2002, 79). Es muss si-chergestellt werden, dass zu jeder Zeit, also 24 Stunden am Tag, ein/e ÄrztIn abrufbar ist (DIMDI 2013, 63).

Der Aufgabenbereich des Akutschmerzdienstes ist umfangreich. Er umfasst die Auswahl und Betreuung der PatientInnen, die für ein Verfahren wie die patienten-kontrollierte Analgesie, in Frage kommen und die Optimierung der Schmerzthe-rapie auf den Allgemeinstationen. Dazu gehören auch die Fort- und Weiterbildun-gen des betroffenen Personals (Maier/Wulf 1994, 686).

Da das Pflegepersonal den engsten Kontakt zu den PatientInnen hat (Deutsche Schmerzgesellschaft e.V. 2012, 2), ist es sinnvoll die Krankenpflegeausbildung hinsichtlich der Schmerzwahrnehmung, -einschätzung und -behandlung zu erwei-tern. Dies geschieht in erster Linie während der Berufsausbildung, für die das Curriculum angepasst wurde (ebd., 3). Für bereits ausgebildete Gesundheits- und KrankenpfegerInnen ist eine zertifizierte Fortbildung entwickelt worden, die Pfle-gerInnen zur „Pain Nurse" qualifiziert. Hier werden Fachkenntnisse zum Thema Schmerz vermittelt (cekib 2013, 2ff.). Inhalte sind zum Beispiel die Physiologie des Schmerzes, die Schmerzmessung und Dokumentation, die nicht-medikamentösen Therapieformen und die postoperative Schmerztherapie (ebd., 3). Pflegende haben somit die Möglichkeit nach bestem Wissen zu handeln. Maier und Wulf (1994) beschreiben den Einsatz von einer speziellen Pflegekraft, der

„Pain Nurse", als „besonders wertvoll" (698). Es ergibt sich eine Entlastung für das ärztliche Personal, da viele Aufgaben, wie die Überwachung der Geräte, Spritzenwechsel, Nachinjektion, Dokumentation und die fachliche Beratung des Pflegepersonals auf den peripheren Stationen übernommen werden können (Maier/Wulf 1994, 698).

Der Beginn der Schmerztherapie sollte bereits direkt nach der Operation, also im Aufwachraum erfolgen. Hier kann die PCA-Pumpe angeschlossen und die Handhabung erläutert werden (Maier/Wulf 1994, 688f.). Zudem kann bei Bedarf die Aufsättigungsdosis (loading dose) appliziert werden (ebd. 689). Ist die/der PatientIn kreislaufstabil und ausreichend mit Schmerzmitteln versorgt, steht die Verlegung auf die Allgemeinstation an (ebd.). Die weitere Betreuung durch den Schmerzdienst beinhaltet tägliche Visiten, bei denen die Effektivität der Schmerztherapie überprüft wird. Dies geschieht mittels Erhebung der Schmerzintensität bei Ruhe und Belastung durch ein geeignetes Assessmentinstrument (Schmerzskala). Zudem muss auf Symptome von eventuell bestehenden Nebenwirkungen geachtet und entsprechend reagiert werden. Bei Bedarf wird die Dosierung der Bolusgaben angepasst. Darüber hinaus ist eine Dokumentation aller durchgeführten Aktivitäten und ermittelten Informationen unerlässlich (Maier/Wulf 1994, 690). Zur Sicherheit „sollten nur wenige Medikamente und Gerätetypen zum Einsatz kommen, die Programmierung von PCA-Pumpen sollte innerhalb gewisser Grenzen möglichst einheitlich sein" (Maier/Wulf 1994, 691). Der Akutschmerzdienst kann, wie dem Zitat des Deutschen Instituts für Medizinische Dokumentation und Information zu entnehmen ist, für eine Zunahme des Wohlergehens der PatientInnen beitragen: „Eine frühzeitige Aufklärung über den Schmerzmitteleinsatz sowie über die Wirkung der Mittel und ihre Nebenwirkungen erhöht die Patientenzufriedenheit" (DIMDI 2013, 60).

5. Möglichkeiten der nichtmedikamentösen Schmerztherapie

Bisher wurde die intravenöse patientenkontrollierte Therapie, als ein Verfahren der selbstgesteuerten Schmerztherapie, vorgestellt. Es bestehen jedoch auch andere Möglichkeiten, um eigenmächtig aktiv gegen Schmerzen vorgehen zu können (DIMDI 2013, 8). Eine Methode stellt die Physiotherapie dar, die nach Anleitung selbstständig durchgeführt werden kann. Hier können Bewegungsabläufe, Lagerungen, Atem-, Husten- und Entspannungstechniken erlernt werden (DIMDI 2013, 8). Durch eine solche Therapie können schmerzhafte Funktionseinschränkungen nach einem operativen Eingriff verringert werden (ebd.). Eine Ruhigstellung wird empfohlen, wenn die Schmerzen bei Bewegung stärker werden (Tilscher 1993, 199). In manchen Fällen bietet die eine Stufenbettlagerung Erleichterung. Dabei liegt die/der Betroffene auf dem Rücken und legt die Beine in einem 90-Grad-Winkel von Hüft- und Kniegelenken auf einem würfelähnlichen Polster hoch. Dabei werden Rücken- und Bauchmuskeln entlastet (Tilscher 1993, 200). Auch physikalische Maßnahmen können hilfreich sein. Dazu gehören Wärme- und Kälteanwendungen (DIMDI 2013, 8). Einige Studien belegen, dass Schmerzen durch Kälte gelindert werden können (DIMDI 2013, 8) und fast jeder hat schon einmal die heilsame Wirkung einer Wärmeflasche oder eines warmen Bads verspürt. Psychologische Verfahren, wie Ablenkungsstrategien und autogenes Training bieten ebenfalls ein selbstgesteuertes Abklingen des Schmerzes (DIMDI 2013, 8). „Autogenes Training ist eine Methode der Selbstentspannung" (DIVS 2011, 40). Dabei können sich Muskelanspannungen und seelischer Stress lösen (ebd.). Autogen bedeutet „aus eigenen Kräften, von innen" (Bibliographisches Institut GmbH 2013, o. S.). Bei dem Umgang mit Schmerzen spielt auch die Entspannung eine große Rolle. Hier eignet sich die progressive Muskelentspannung, wobei Muskelgruppen ausgewählt und bewusst einige Sekunden an- und wieder entspannt werden, besonders gut (Carr/Mann 2002, 125). Bei der sogenannten geleiteten Imagination stellt sich die/der Betroffene eine besonders schöne und angenehme Situation mit vielen Details vor. Das kann beispielsweise ein Urlaubstag am Meer sein, bei dem man sich das Rauschen des Meeres und das warme Sonnenlicht vorstellen soll (Carr/Mann 2002, 126). Selbst Musik kann, als Ablenkung genutzt, Schmerzen reduzieren (DIVS 2011, 40), da sie körpereigene Opioide (Endorphine) freisetzt (Carr/Mann 2002, 127).

Alle genannten Varianten der Schmerzlinderung bieten der/dem PatientIn die Möglichkeit, Kontrolle zu übernehmen und sich nicht hilflos in die Behandlung fremder Menschen begeben lassen zu müssen. Für viele Personen spielt gerade der Kontrollverlust im Krankenhaus eine große Rolle und kann sich sogar in manchen Fällen negativ auf das Schmerzerleben auswirken (Carr/Mann 2002, 127). So haben die nichtmedikamentösen Schmerzbehandlungen den Vorteil der körperlichen Schonung, als auch den Nutzen der Selbstbestimmung inne.

6. Fazit

Schmerzen haben viele Auswirkungen auf den Menschen. Sie beeinflussen das gesamte Leben, wenn sie nicht gelindert werden. Unzureichend behandelte Schmerzen führen zu Ängsten, Isolation und Depressionen (Carr/Mann 2002, 128). Es ist die Aufgabe von ÄrztInnen und PflegerInnen dieses Leiden zu unterbinden. Wie zu Beginn dieser Arbeit geschildert, geschieht dies oft nicht ausreichend genug. Die Gründe dafür sind unterschiedlichen Ursprungs, doch es scheint geeignete Maßnahmen zu geben, um diesem Problem entgegenzuwirken.

Eine Möglichkeit ist die intravenöse patientenkontrollierte Schmerztherapie, die, wie einige Studien belegen können, die Schmerzintensität verringert und zu mehr Zufriedenheit beiträgt. Sie hat den Vorteil, neben der schmerzstillenden Komponente, auch einen positiven psychologischen Aspekt zu enthalten (Flor/Birbaumer 1994, 537). Die/der PatientIn erhält die Befugnis eigenmächtig und selbstkontrolliert ihre/seine Medikation zu steuern (Flor/Birbaumer 1994, 537). Viele Probleme entfallen somit, da lange Wartezeiten und Fehler in der Einschätzung von Schmerzen mit den damit resultierenden Fehldosierungen erspart bleiben (ebd.). Auch Ängste können reduziert werden, konstatieren Flor und Birbaumer (1994):

„Der Schmerz wird somit kontrollierbar gemacht, und Gefühle der Hilflosigkeit, die gerade in der postoperativen Phase häufig sind, können minimiert werden" (537). Lehmann (1994) beschreibt, dass häufig mangelndes Fachwissen Grund für eine unzureichende Schmerztherapie ist (3). Um evidenzbasiert zu agieren, wurden die Inhalte in der Ausbildung zur/zum Gesundheits- uns KrankenpflegerIn modifiziert (Deutsche Schmerzgesellschaft e. V. 2012, 3) und Fort- und Weiterbildungen zum Thema Schmerz („Pain Nurse") in den Beruf integriert (cekib 2013, 2ff.). Für mehr Qualität und Sicherheit in der Versorgung der SchmerzpatientInnen sorgen auch die Akutschmerzdienste in den Krankenhäusern (Lehmann 1994, 684). Der direkte und regelmäßige Kontakt zwischen PflegerIn und PatientIn kann zu einer vertrauensvollen Beziehung führen (Carr/Mann 2002, 127). „Diese Partnerschaft kann essenzieller Bestandteil des Schmerz-Managements sein" (ebd.). Der Fokus wird immer mehr in Richtung Schmerzbekämpfung gelenkt. So gibt es heutzutage sogenannte „Schmerzfreie Krankenhäuser". Das im Jahr 2003 gestartete Projekt der drei Fachgesellschaften Deutsche Gesellschaft zum Studium des Schmerzes (DGSS), Deutsche Gesellschaft für Interdisziplinäre Klinische Medizin (DGIKM) und Deutscher Berufsverband für Krankenpflege (DBFK) hat das Ziel, die Betreuung der SchmerzpatientInnen zu verbessern. Bisher sind 18 Krankenhäuser in Deutschland mit dem Zertifikat „Certkom - Qualifizierte Schmerztherapie" ausgezeichnet worden (DGIKM/DGSS 2005, o. S.). Eine erfolgreiche Behandlung setzt sich sicher aus verschiedenen Bereichen zusammen. So sind eine präoperative Beratung und Aufklärung, sowie die regelmäßige postoperative Schmerzmessung genauso fundamental wie der kombinierte Einsatz medikamentöser und nichtmedikamentöser Maßnahmen. Eine PCA-Pumpe allein würde zur Schmerztherapie nicht genügen. Dafür ist gut ausgebildetes Personal notwendig, das sich um Informationsvermittlung, Pumpeneinstellung, Betreuung der/des PatientIn, Auswirkungen und Nebenwirkungen der Therapie und die Dokumentation aller Tätigkeiten und Auffälligkeiten kümmert. Erst dann besteht die Möglichkeit, dass der Schmerz nicht mehr über die Menschen herrscht, sondern die Menschen über den Schmerz.

7. Quellenverzeichnis

Bibliographisches Institut GmbH (2013): Duden. Verfügbar unter: http://www.duden.de/suchen/dudenonline/autogen [letzter Zugriff am 16.08.2013].

Brune, Prof. Dr. Dr. h.c. Kay; Beyer, Dr. Antje & Schäfer, Priv.-Doz. Dr. Michael (2001): Schmerz. Pathophysiologie Pharmakologie Therapie. Berlin Heidelberg: Springer-Verlag.

Carr, Eloise C. J. & Mann, Eileen M. (2002): Schmerz und Schmerzmanagement. Praxishandbuch für Pflegeberufe. Bern: Verlag Hans Huber. 1. Auflage.

cekib (Centrum für Kommunikation Information Bildung) (Hrsg.) (2013): Fernlehrgang. Pain Nurse – Schmerzmanagement in der Pflege. Verfügbar unter: http://www.dgss.org/uploads/tx_cal/media/Infomappe-PainNurse-2013-LowRes_69527993.pdf [letzter Zugriff am 15.08.2013].

Deutsche Schmerzgesellschaft e. V. (vorm. DGSS) (Hrsg.) (2012): Schmerztherapeutisches Curriculum für die integrierte Aus-, Weiter-und Fortbildung in der Pflege. 4. überarbeitete und erweiterte Auflage. Verfügbar unter: http://www.dgss.org/fileadmin/pdf/Curriculum-DGSS-Homep-Teil1_02.pdf [letzter Zugriff am 15.08.20013].

Deutsches Ärzteblatt (Hrsg.) (2005): Postoperative Schmerztherapie - eine interdisziplinäre Notwendigkeit. Verfügbar unter: http://www.aerzteblatt.de/archiv/45355/Postoperative-Schmerztherapie-eine-interdisziplinaere-Notwendigkeit?s=postoperative+schmerztherapie [letzter Zugriff am 05.08.2013].

DGIKM & DGSS (Deutsche Gesellschaft für interdisziplinäre klinische Medizin e.V. & Deutsche Gesellschaft zum Studium des Schmerzes) (Hrsg.) (2005): Schmerzfreies Krankenhaus. Das Projekt Schmerzfreies Krankenhaus. Verfügbar unter: http://www.schmerzfreies-krankenhaus.de/schmerzfreies-krh/ [letzter Zugriff am 19.08.2013].

DGSS (Deutsche Gesellschaft zum Studium des Schmerzes e. V.) (Hrsg.) (2007): Schmerz in Deutschland. Ethik-Charta des DGSS. Köln: Deutscher Schmerzverlag.

DIMDI (Deutsches Institut für Medizinische Dokumentation und Information) (Hrsg.) (2013): Akutschmerztherapie auf operativen und konservativen Stationen. Köln: DIMDI. 1. Auflage.

DIVS (Deutsche Interdisziplinäre Vereinigung für Schmerztherapie e.V.) (Hrsg.) (2011): Schmerzbehandlung bei Operationen. Eine Patientenleitlinie. Verfügbar unter: http://www.awmf.org/uploads/tx_szleitlinien/041-001p_S3_Schmerzbehandlung_bei_Operationen.pdf [letzter Zugriff am 16.08.2013].

DIVS (Deutsche Interdisziplinäre Vereinigung für Schmerztherapie e. V.) (Hrsg.) (2007): S3-Leitlinie „Behandlung akuter perioperativer und posttraumatischer Schmerzen". AWMF-Register Nr. 041/001. Stand: 21.05.2007 inkl. Änderungen vom 20. 04. 2009. Verfügbar unter:
http://www.awmf.org/uploads/tx_szleitlinien/041-001_S3_Behandlung_akuter_perioperativer_und_posttraumatischer_Schmerzen_aktualisierte_Fassung_04-2009_05-2011.pdf [letzter Zugriff am 08.08.2013].

Flor, Prof. Dr. Herta & Birbaumer, Prof. Dr. Niels (1994): Psychologische Behandlung bei akuten Schmerzen. Psychologische Aspekte der patientenkontrollierten Analgesie (PCA). In: Lehmann, Klaus A. (Hrsg.): Der postoperative Schmerz. Bedeutung, Diagnose und Behandlung. Berlin Heidelberg: Springer-Verlag. 2. Auflage. S. 537-538.

Forsa. Gesellschaft für Sozialforschung und statistische Analysen mbH (2009): Angst vor Krankenhausaufenthalten. Verfügbar unter:
http://www.hansemerkur.de/c/document_library/get_file?folderId=2133&name=DLFE-10501.pdf [letzter Zugriff am 08.08.2013].

Gottschalk, André (2011): Diagnostik. Objektivierung der Schmerzstärke ("Schmerzmessung"). In: Schulte am Esch, Jochen; Brause, Hanswerner; Kochs, Eberhard; Scholz, Jens; Standl, Thomas & Werner, Christian (2011): Anästhesie. Intensivmedizin, Notfallmedizin, Schmerztherapie. Stuttgart: Thieme. 4. Auflage.

Grünenthal Pharma AG

Pain Asscociates' International Network (2007): Programme Antalgie InertNational. Initiative against pain. Wirtschaftliches und effizientes Schmerzmanagement. Verfügbar unter: http://www.painonline.ch/pi/de_CH/html/pi_01.jhtml [letzter Zugriff am 19.08.2013].

Hudcova, Jana; McNicol, Ewan D.; Quah, Cheng S.; Lau, Joseph & Carr, Daniel B. (2012): Patient controlled opioid analgesia versus conventional opioid analgesia for postoperative pain (Review). Verfügbar unter: http://onlinelibrary.wiley.com/doi/10.1002/14651858.CD003348.pub2/full [letzter Zugriff am 12.08.2013].

IASP (International Association for the Study of Pain) (Hrsg.) (2012): IASP Taxonomy. Pain. Verfügbar unter: http://www.iasp-pain.org/AM/Template.cfm?Section=Pain_Definitions [letzter Zugriff am 29.07.2013].

Kahl, Luisa (2011): Patientenkontrollierte Analgesie zur Behandlung postoperativer Schmerzen: Herausforderungen und Innovationen. Dissertation. Marburg: Phillips-Universität Marburg.

Kainzwaldner, Dr. med. univ. Verena (2012): Die Qualität der perioperativen Schmerztherapie im Rahmen eines anästhesiologischen Akutschmerzdienstes - eine Evaluation von 1000 Patienten am Klinikum Großhadern der LMU München. Dissertation. München: Ludwig-Maximilians-Universität München.

Lehmann, Klaus A. (Hrsg.) (1994): Der postoperative Schmerz. Bedeutung, Diagnose und Behandlung. Berlin Heidelberg: Springer-Verlag. 2. Auflage.

Maier, Prof. Dr. Christoph; Nestler, Nadja; Richter, Helmut; Hardinghaus, Winfried; Pogatzki-Zahn, Esther; Zenz, Michael & Osterbrink, Jürgen (2010): Qualität der Schmerztherapie in deutschen Krankenhäusern. In: Deutsches Ärzteblatt 2010 Jg. 107 (Heft 36) 610.

Maier, Prof. Dr. Christoph & Wulf, Prof. Dr. med. Hinnerk (1994): Organisatorische Aspekte. Organisation der perioperativen Schmerztherapie (Acute Pain Service). In: Lehmann, Klaus A. (Hrsg.): Der postoperative Schmerz. Bedeutung, Diagnose und Behandlung. Berlin Heidelberg: Springer-Verlag. 2. Auflage. S. 683-692.

Stamer, Dr. Ulrike; Mpasios, Dr. med. Nektarios; Stüber, Priv. Doz. Dr. Frank; Laubenthal, Prof. Dr. med. Heinz & Maier, Prof. Dr. Christoph (2002): Postoperative Schmerztherapie in Deutschland. Ergebnisse einer Umfrage. In: Der Anästhesist 2002 (51) 248.

Tilscher, Hans (1993): Methoden. Physikalische und manuelle Therapiemethoden. In: Zenz, Prof. Dr. Michael & Jurna, Prof. Dr. Ilmar (Hrsg.): Lehrbuch der Schmerztherapie. Grundlagen, Theorie und Praxis für Aus- und Weiterbildung. Stuttgart: Wissenschaftliche Verlagsgesellschaft mbH. S. 199-201.

Zenz Prof. Dr., Michael & Jurna Prof. Dr., Ilmar (Hrsg.) (1993): Lehrbuch der Schmerztherapie. Grundlagen, Theorie und Praxis für Aus- und Weiterbildung. Stuttgart: Wissenschaftliche Verlagsgesellschaft mbH.

8. Abbildungsverzeichnis

Abbildung 1: DIVS (Deutsche Interdisziplinäre Vereinigung für Schmerztherapie e.V.) (Hrsg.) (2011): Schmerzbehandlung bei Operationen. Eine Patientenleitlinie. Verfügbar unter: http://www.awmf.org/uploads/tx_szleitlinien/041-001p_S3_Schmerzbehandlung_bei_Operationen.pdf [letzter Zugriff am 16.08.2013].

Abbildung 2: DIVS (Deutsche Interdisziplinäre Vereinigung für Schmerztherapie e.V.) (Hrsg.) (2011): Schmerzbehandlung bei Operationen. Eine Patientenleitlinie. Verfügbar unter: http://www.awmf.org/uploads/tx_szleitlinien/041-001p_S3_Schmerzbehandlung_bei_Operationen.pdf [letzter Zugriff am 16.08.2013].

Abbildung 3: Kahl, Luisa (2011): Patientenkontrollierte Analgesie zur Behandlung postoperativer Schmerzen: Herausforderungen und Innovationen. Dissertation. Marburg: Phillips-Universität Marburg.

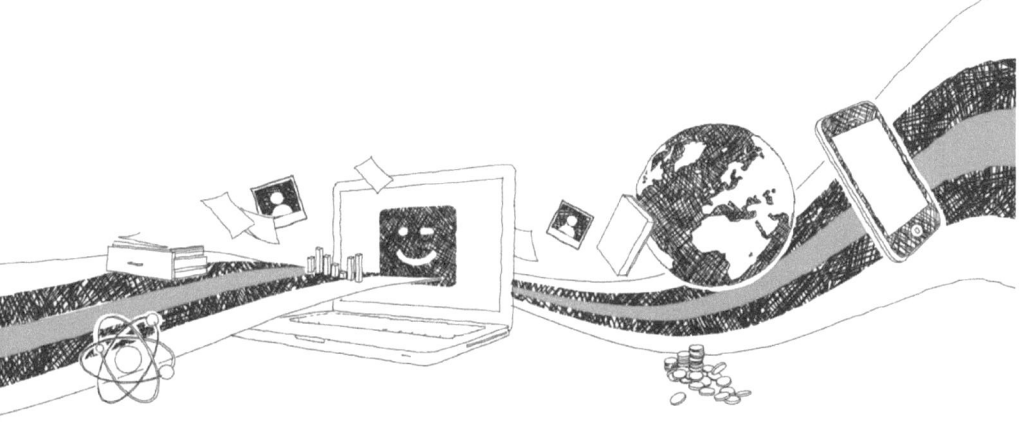
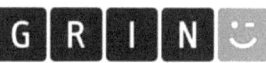